CONTRIBUTION AU DIAGNOSTIC

DE LA FORME MÉNINGÉE

DE LA

DOTHIÉNENTÉRIE INFANTILE

PAR

Georges GEORGEVITCH

Ancien externe des Hôpitaux de Paris
Docteur en médecine de la Faculté de Paris.

PARIS

IMPRIMERIE DE LA FACULTÉ DE MÉDECINE
HENRI JOUVE
15. Rue Racine, 15

1891

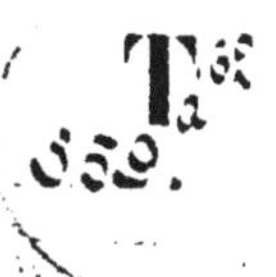

CONTRIBUTION AU DIAGNOSTIC

DE LA FORME MÉNINGÉE

DE LA

DOTHIÉNENTÉRIE INFANTILE

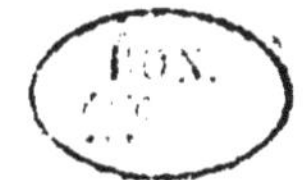

PAR

Georges GEORGEVITCH

Ancien externe des Hôpitaux de Paris
Docteur en médecine de la Faculté de Paris.

PARIS

IMPRIMERIE DE LA FACULTÉ DE MÉDECINE
HENRI JOUVE
15, Rue Racine, 15

—

1891

A LA MÉMOIRE VÉNÉRÉE

DE MA MÈRE

A MON PÈRE

A MES AMIS

A MON CHER MAITRE ET PRÉSIDENT DE THÈSE

M. STRAUS

Médecin des hôpitaux

Professeur de pathologie expérimentale à la faculté de médecine.

INTRODUCTION

Pendant notre externat nous eûmes l'occasion d'observer dans le service de notre cher maître, le Dr Ollivier, trois cas de fièvre typhoïde à forme méningée, d'un diagnostic fort difficile et fort ardu. Notre maître nous conseilla de prendre ces trois cas comme base de notre travail inaugural. Nous prions M. Ollivier de vouloir bien agréer l'expression de notre plus vive reconnaissance pour l'intérêt et les conseils qu'il n'a cessé de nous prodiguer pendant notre séjour dans son service de l'hôpital des Enfants malades. Nous n'avons pas l'intention, en traçant les grandes lignes de notre travail, de refaire après tant d'autres le tableau clinique et anatomo-pathologique de la forme méningée de la fièvre typhoïde chez les enfants. Notre désir est infiniment plus modeste. Nous ne nous attacherons qu'à quelques points de sémiotique, destinés, croyons-nous, à apporter une certaine lumière dans la nuit qui enveloppe le diagnostic de cette forme du typhus abdominal infantil.

Les symptômes cérébraux de la dothiénentérie chez les enfants a de tout temps attiré l'attention des pédiatres. Taupin (1839), Lombard et Fauconnet (1843), le premier dans sa thèse, les seconds dans leur mémoire, ont insisté sur la céphalalgie, les paralysies, la constipation etc. dans quelques cas de fièvre typhoïde infantile.

En 1864 parut la thèse de Chedevergne. En ce moment le vitalisme subissait de rudes assauts, il était donc naturel que Chedevergne cherchât à accorder les symptômes méningitiques qu'il lui fut donné d'observer dans une épidémie de fièvre typhoïde à l'hôpital des Enfants, avec des lésions anatomiques, des centres nerveux. La tâche était ardue; mais il n'en est pas moins vrai qu'au point de vue de la description clinique il n'y a rien à ajouter aux tableaux tracés par Chedevergne.

Au travail de Chedevergne firent suite la thèse de Cazalis 1874, l'article de Lereboullet dans la *Gazette hebdomadaire* de 1877. Les cliniques de Trousseau vinrent compléter et enrichir les notions déjà acquises. La thèse de Fontagny (1883) n'apporte pas beaucoup de documents; il s'y trouve cependant une observation fort intéressante.

Enfin notre maître M. Ollivier publie dans son dernier volume de leçons cliniques sur les maladies des enfants, une leçon d'un intérêt capital au point de vue spécial qui nous occupe; notre maître, malgré sa grande compétence, fit une erreur de diagnostic en considérant une fièvre typhoïde à forme cérébrale comme une méningite. Ce fait illustre d'une manière frappante les grandes, très grandes difficultés qui entourent le diagnostic de la forme méningée de la dothiénentérie infantile.

Avant d'entrer en matière nous tenons à nous acquitter d'un devoir en témoignant ici notre gratitude aux maîtres qui nous ont guidé dans le cours de nos études.

M. le Dr Labbé tout en nous comblant de ses bontés nous a fait largement profiter de sa vaste expérience clinique pendant notre année d'externat dans son excellent service de l'hôpital Beaujon.

M. le Dr Ribemont Dessaignes dont nous avons été pendant trop peu de temps l'élève, nous a toujours accueilli avec une sympathie, dont nous lui sommes profondément reconnaissant.

Nous devons également remercier MM. Berger, Rendu, Michaux et Faisans qui ont été pour nous des maîtres dévoués.

Nous remercions M. le professeur *Straus* de l'honneur qu'il nous a fait en acceptant la présidence de notre thèse.

CHAPITRE I

OBSERVATIONS

La fièvre typhoïde chez les enfants ne se distingue du typhus abdominal des adultes, que par sa plus grande bénignité et par la moindre intensité des manifestations typhiques. Le début est le même que chez les adultes ; c'est de la lassitude, de l'inappétence, des vertiges ; quelquefois, l'épistaxis vient donner l'éveil, et si nous ajoutons encore la plus grande fréquence des vomissements, nous aurons tracé en quelques mots le début de la fièvre typhoïde chez les enfants.

Puis les phénomènes généraux s'installent, la fièvre avec ses caractères connus, avec sa persistance, avec ses exacerbations ; le pouls, même chez les enfants, suit les lois posées par Gerhardt. Chez les petits enfants, chez ceux qui, par exemple, ont moins de 6 ans, on observe souvent 120 à 140 pulsations pour 38 ou 40° de température.

Le ventre est plus ou moins gonflé, et cependant le météorisme ne parvient jamais au degré excessif affecté par celui des adultes ; la région douloureuse à la pression correspond plutôt à la rate qu'à la valvule iléo-cœcale. La diarrhée existe rarement dès le début de la maladie ; et dans certaines épidémies cette diarrhée peut faire absolument défaut chez presque tous les enfants, et être remplacée par une constipation d'une telle persistance que l'on ne réussit à obtenir une garde-robe qu'en ayant recours aux laxatifs administrés tous les trois ou quatre jours.

La langue est d'un rouge vif à la pointe et sur les bords ; mais ce n'est que dans les cas fort graves qu'elle est sèche, rôtie, crevassée et revêtue d'un enduit brun fuligineux.

La rate est toujours, sans exception aucune, tuméfiée. La tuméfaction de la rate est un des symptômes les plus constants, aussi bien chez l'adulte que chez l'enfant. Elle est en outre sensible. Les petits typhiques sont réveillés de leur assoupissement, fût-il profond, quand on exerce une forte pression sur la région splénique.

Les taches rosées lenticulaires apparaissent chez les enfants dès le début du second septenaire ; mais leur apparition est loin d'être constante ; et les cas qui font exception à la règle de l'éruption typhique sont infiniment plus nombreux chez [illegible]nfants que chez les adultes.

Les eschares sont également plus rares chez les enfants ; leur siège est le sacrum et les trochanters.

Ces symptômes peuvent se combiner de différentes manières, sans influencer en aucune façon sur la marche de la fièvre typhoïde. L'assoupissement typhique, l'apathie, l'indifférence, sont des phénomènes moins absolus et moins const[illegible]s que chez l'adulte. Tout est atténué dans la fièvre typhoïde des enfants, jusqu'à la durée inclusivement ; car au lieu de trois septenaires, comme dans la grande généralité des cas adultes, chez les enfants la fièvre typhoïde peut tourner court, ne durer que quinze jours ou même moins, et affecter ainsi plus souvent que chez les adultes la forme abortive. Abortive ou non, la fièvre typhoïde guérit d'autant mieux que l'enfant est plus jeune. C'est là une vérité clinique qui ne saurait, à l'heure qu'il est, être mise en contestation.

Mais les choses ne se passent pas toujours ainsi. Les phénomènes nerveux qui, chez les enfants, ne présentent point l'amplitude qu'on rencontre chez les adultes, prennent le dessus. La céphalalgie, peu intense habituellement, prend parfois une intensité inaccoutumée. Les vertiges deviennent des convulsions ; les petits typhiques sont agités, inquiets ; ils poussent des cris sans raison aucune ; ils vomissent sans effort et présentent une constipation opiniâtre. Le médecin, inquiet, pense déjà à la méningite tuberculeuse qu'il n'ose point admettre ; et cependant, il ne s'agit là que d'une fièvre typhoïde à détermination méningitique.

Le diagnostic, dans ces cas, est extrêmement difficile. Des cliniciens de la valeur de notre maître, M. Ollivier (1), avouent s'y être trompés. Si la fièvre typhoïde se manifestait toujours avec la prédominance des phénomènes intestinaux, diarrhée et météorisme, l'erreur serait peut-être plus facile à éviter ; mais, comme nous allons voir dans les observations qui vont suivre, le tableau clinique de la fièvre typhoïde chez les enfants peut être absolument celui de la méningite tuberculeuse, avec les vomissements persistants, avec la constipation opiniâtre. Le poison typhique exerce son influence surtout sur la substance cérébro-spinale ; car il faut bien savoir que si la fièvre typhoïde peut s'accompa-

1. Ollivier, *Leçons cliniques sur les maladies des enfants*, 1889, p. 227.

gner chez les enfants d'une inflammation aiguë des méninges, celle-ci est fort rare. Les recherches statistiques faites par Hoffmann sont très instructives à cet égard. Sur 250 autopsies de fièvre typhoïde chez les enfants, cet auteur n'a trouvé que 4 cas de lésions patentes de méningite aiguë. Les lésions morphologiques et physiques des méninges cérébrales sont donc rares dans la fièvre typhoïde ; et les troubles cérébraux graves qu'on observe chez les petits typhiques ne sauraient s'expliquer que par une action prolongée et délétère du poison secrété par le bacille d'Eberth sur les centres nerveux et non à une inflammation des méninges comme le croient la plupart des praticiens.

M. Mehring, de l'armée Russe, examina les méninges et l'épanchement sous-arachnoïdien dans plus de 200 cas de typhus mais dans aucun il n'a pu trouver la moindre particule de pus.

Sur 118 autopsies Griesinger n'a observé que huit cas avec lésions de méningite aiguë.

Mais à la règle ainsi posée il y a des exceptions. Il y a des observations authentiques où la dothiénentérie s'est compliquée de vraies lésions de méningite.

M. Murchisson (1) a observé deux cas de fièvre typhoïde compliquée de vraie méningite. Le premier cas est celui d'un enfant âgé de 7 mois admis avec sa mère à l'hôpital de Londres, la mère et l'enfant présentaient un exanthème typhique caractéristique ; l'enfant était fiévreux, balançant continuellement sa tête et mourut le cinquième ou le sixième jour

1. *The Lancet*, 1865, p. 417.

de sa maladie, la mort étant précédée d'une attaque aiguë de convulsions.

A l'autopsie, la pie-mère était trouvée très congestionnée et il y avait une quantité de pus concret qui couvrait la base du cerveau.

Le deuxième cas était celui d'une jeune fille âgée de 19 ans, qui avait toujours joui d'une bonne santé ; pendant la première nuit de sa maladie elle délirait ; dans la nuit suivante, elle avait du délire aigu, suivi le lendemain de coma ; le quatrième jour de la maladie, un exanthème typhique apparut sur la poitrine et le ventre et devint rapidement pétechial; le jour suivant la malade mourut. A l'examen du corps les pétechies ne s'effaçaient pas par la pression : la pie-mère et la substance cérébrale étaient très injectées ; la substance blanche présentait une couleur rouge foncée et la substance grise une couleur foncée couleur chocolat. De larges plaques d'une substance opaque,molle,jaunâtre couvrait la surface des hémisphères suivant le trajet des veines : il n'y avait pas d'épanchement sous-arachnoïdien et rien à la base du cerveau.

Dans ces deux cas il n'y avait aucune trace de tuberculose ni dans les poumons ni dans les méninges.

Sur un total de quarante cas de fièvre typhoïde suivie d'autopsie, le Dr Moore n'a trouvé qu'une seule fois des lésions de méningite aiguë.

D'ailleurs, dans notre première observation, on verra que les phénomènes cérébraux n'étaient point dus à une inflammation franche aiguë des enveloppes cérébrales. Il existait bien quelques points congestionnés de la pie-mère, mais de là à en faire une méningite, il y avait des hésitations légitimes ; et cependant les symptômes présentés par la petite typhique rappelaient à s'y méprendre ceux d'une méningite tuberculeuse ; le diagnostic pencha même de ce côté jusqu'à ce que l'autopsie vint démontrer qu'il ne s'agissait là que d'une fièvre typhoïde à forme méningée.

OBSERVATION I (*personnelle*).

Fièvre typhoïde à phénomènes méningitiques. — Mort. — Autopsie.

La nommée Clotilde B..., âgée de 7 ans, entre le 21 juillet 1889 dans le service de M. Ollivier, salle Gillette; l'enfant est accompagnée de son père, de nationalité belge, parlant très mal le français. Il assure qu'il n'a point entendu parler de fièvre typhoïde dans le voisinage de la maison.

L'enfant est malade depuis 7 jours; elle a continuellement eu de la diarrhée et mal à la tête. La nuit, qui avait précédé l'entrée à l'hôpital, fut très mauvaise pour la petite fille, qui délira sans cesse.

22 juillet. — *Etat actuel.* — L'enfant est dans une prostration complète. Elle est couchée sur le dos, les yeux fermés, la bouche entr'ouverte, sans faire le moindre mouvement. Aux questions qu'on lui pose, l'enfant répond à peine par quelques monosyllabes. La langue est rôtie, les gencives sèches, les narines pulvérulentes.

Le ventre est légèrement dur, peu douloureux à la pression. A la palpation, la fosse iliaque gauche se montre empâtée.

Depuis son entrée, la malade n'a pas encore été à la selle. L'inappétence est absolue, la soif ardente.

Température matutinale, 40°,2.

Le pouls est accéléré, petit, et bat 120 par minute. On n'y constate point d'intermittence.

23 juillet. — La malade a bien dormi la nuit. L'apathie continue; l'enfant ne répond point aux questions qu'on lui pose; elle ne semble point avoir l'ouïe obnibulé.

La langue est rôtie sur toute son étendue. Il y a de la diarrhée; l'enfant a eu 5 à 6 selles fétides par 24 heures.

Le décubitus est modifié, l'enfant se tient en chien de fusil.

Pas de taches rosées lenticulaires.

Il y a de l'albumine dans les urines.

Traitement. — Potion au musc et au naphtol.

24 juillet. — L'enfant a eu la veille un délire intense: c'est à peine si elle a reconnu son père. Actuellement l'enfant est dans une profonde prostration. Elle se tient toujours en chien de fusil. La peau est brûlante sur toute l'étendue du corps, la figure exceptée. En même temps la peau est hyperesthésiée. Pas de taches rosées; la langue est rôtie, le ventre ballonné et légèrement dur au palper.

Diarrhée continuelle; douze selles dans les dernières 24 heures.

Traitement. — Vésicatoire à la nuque; sulfate de quinine.

25 juillet. — L'état de la petite malade a notablement empiré. Elle pousse continuellement des petits cris, et ne bouge point de sa position en chien de fusil. Elle tousse un peu, et à l'auscultation on trouve quelques râles sibilants. La diarrhée est moins intense.

Traitement. — Glace sur la tête.

Pendant toute la journée du 26 l'enfant n'a pas cessé de pousser des cris; elle s'affaiblissait à vue d'œil et ne tarda pas à expirer vers les 3 heures du matin.

Autopsie. Cerveau. — La pie-mère est fortement congestionnée, surtout sur les parties latérales du cerveau; elle n'adhère point à la substance cérébrale sous-jacente; celle-ci présente sur presque la totalité de la face externe du cerveau, quelques diffusions sanguines et un pointillé hémorrhagique qui résiste au lavage.

Les *poumons* ne présentent point traces de tubercules; le poumon droit est atteint de splénisation. Les ganglions du hile sont petits et durs.

Reins. — Extrêmement congestionnés.

Rate. — Hypertrophiée, pèse 150 grammes; longueur onze centimètres, largeur huit, épaisseur quatre. Elle est en outre d'une consistance très diffluente.

Intestins. — Sur la muqueuse intestinale mise à nu, on constate une trentaine de plaques de Peyer, tuméfiées, molles, faisant une légère saillie du côté de la surface péritonéale.

Les *ganglions mésentériques* sont très gros, tuméfiés rouges.

L'estomac, légèrement distendu, ne présente point d'altérations appréciables à l'œil nu.

En somme, voici une petite malade qui présentait comme symptômes prédominants du délire, de l'hypéresthésie de la peau, et une prostration profonde, interrompue de temps en temps par une agitation délirante. Elle gardait continuellement la position en chien de fusil et poussait sans discontinuer des petits cris. Il est vrai qu'il y avait en même temps de la diarrhée, et que les vomissements n'ont existé qu'au début ; cependant on était en droit de penser à une méningite tuberculeuse ; il manquait, pour compléter le tableau, les intermittences du pouls et son ralentissement ; quant à la position en chien de fusil, les travaux de Dreyfous ont démontré qu'il s'agit dans ces cas presque toujours d'une méningite tuberculeuse bulbo-protubérantielle.

Le diagnostic à faire devait donc être celui de méningite et non pas celui de fièvre typhoïde ; la mort qui survint quelques jours après sembla donner une apparence de raison au diagnostic de méningite. Cependant l'autopsie donna le démenti le plus complet aux conséquences cliniques tirées de l'appareil symptomatique présenté par la petite malade. Les lésions étaient celles de la fièvre typhoïde. On trouva une grosse rate, des ganglions mésentériques volumineux et une trentaine de plaques de Peyer tuméfiées et déjà ramollies. Les suffusions sanguines pie-mériennes ne suffisent pas à caractériser la méningite aiguë. Il faut encore autre chose, comme un exsudat séreux ou séro-fibrineux par exemple. Or dans notre cas il n'y avait qu'une légère congestion de la pie-mère avec plaques congestionnées sur la face externe des hémisphères cérébraux, lésions qu'on peut rencontrer dans un grand nombre de maladies infectieuses.

Une observation à peu près analogue est celle que nous tirons des leçons cliniques de notre maître, M. Ollivier.

OBSERVATION II.

(*Ollivier, Leçons sur les maladies des enfants*, n° 228.)

Il s'agit d'une petite fille de 7 ans et demi, morte au 10e jour d'une fièvre typhoïde à forme cérébrale; cette enfant qui n'avait jamais été robuste, eut dans les derniers temps de sa vie une poussée tuberculeuse du côté du sommet gauche. Elle appartenait à une famille dans laquelle la tuberculose a déjà fait de nombreuses victimes, et son père présente lui-même des signes non équivoques de tuberculose.

Elevée à la campagne la petite malade revint le ventre gros, les os déformés. Scarlatine à l'âge de 6 ans.

Il y a six jours elle est prise presque brusquement de malaise, de courbature; elle a de la fièvre le soir, le sommeil est agité, les rêves sont pénibles, la soif est vive, l'anorexie complète; à tout cela s'ajoute une constipation telle qu'elle est trois jours sans aller à la garde-robe; en même temps elle devient maussade et cesse de répondre aux caresses mêmes de sa mère.

A son entrée la malade était dans l'état suivant : Elle est couchée sur le côté droit, le visage est pâle, de temps en temps certains muscles se contractent, aux questions posées elle répond d'un ton bourru en se cachant la figure.

Râles sibilants des deux côtés de la poitrine, et de la rudesse du murmure vésiculaire au sommet gauche, à la percussion un peu de submatité au même niveau.

R. 40. P. 104. T. 39°6.

Langue saburrale, ventre mou, sans ballonnement, douleur diffuse à la palpation, hypéresthésie cutanée généralisée ; pas de taches rosées lenticulaires, pas de tuméfaction de la rate, pas d'albuminurie.

Céphalalgie intense. Nuit agitée, quelques cris de douleurs.

23 novembre. — La malade est couchée en chien de fusil sur le côté droit ; facies le même. 3 à 4 selles dans la journée. T. 39°6.

24 novembre. — Raideur de la tête, et léger degré d'opisthotonos. Céphalalgie toujours vive.

26 novembre. — Mêmes symptômes plus accusés. Raie méningitique, peu prononcée, légère diarrhée. P. 120, régulier. Pauses respiratoires.

29 novembre. — Nuit calme, symptômes atténués, mais la malade a toujours l'air bougon du premier jour. Moins d'opisthotonos.

P. 96. T. 37. R. 28.

Cette amélioration fut passagère et la petite malade succomba 12 jours plus tard. Les phénomènes cérébraux ne disparurent que deux ou trois jours avant la mort qui eut lieu dans le coma.

Autopsie. — Congestion assez prononcée des méninges du cerveau et de l'isthme de l'encéphale ; elles se détachent pourtant avec facilité sur tous les points. Rien dans la substance blanche ni dans les noyaux encéphaliques.

Tuberculose du sommet du poumon gauche ulcérations caractéristiques de la fièvre typhoïde dans la dernière portion de l'intestin grêle.

En faveur de la fièvre typhoïde, dit M. Ollivier, il n'y avait que l'hyperthermie vespérale, l'anorexie, l'agitation nocture, les râles sibilants disséminés dans toute la poitrine, et l'état saburral de la langue ; mais en revanche il n'y avait ni ballonnement du ventre, ni augmentation du volume de la rate, pas de taches rosées lenticulaires, pas de diarrhée, pas d'état typhoïde proprement dit.

Au contraire tous les autres symptômes faisaient pencher la balance du côté de la méningite tuberculose. L'enfant était couchée latéralement repliée sur elle-même en chien de fusil elle avait la mine renfrognée, l'air bougon, et des contractions irrégulières dans les muscles de la face: ces symptômes cérébraux augmentent au fur et a mesure que l'affection progresse. La petite malade a de la phothophobie, de l'opisthotonos, de l'hyperesthésie cutanée. Enfin même la rémission, si fréquente dans la méningite tuberculeuse, ne manque pas dans le tableau clinique présenté pa la malade de M. Ollivier ; et cependant l'autopsie vint démontrer que l'affection, à laquelle la fillette avait fini par succomber, n'était autre chose qu'une fièvre typhoïde grave à prédominance méningo-cérébrale.

OBSERVATION III (*Personnelle*).

Fièvre typhoïde à forme méningitique. — Guérison.

La nommée Alice L..., âgée de 8 ans, entre le 4 juin 1889, à l'hôpital des Enfants malades, dans le service de M. Ollivier.

Antécédents héréditaires. — Père bien portant, tousse un peu. Mère morte il y a deux ans d'une fièvre typhoïde.

A cette même époque le père a également eu la fièvre typhoïde.

Deux petits frères bien portants.

Antécédents personnels : Née à terme, nourrie au sein par la mère. Sevrée à 14 mois. L'enfant habite Paris depuis l'âge de 2 ans ; vers cette époque elle aurait eu la fièvre muqueuse. A l'âge de 6 ans *teigne* soignée à S-Louis.

A l'âge de trois ans l'enfant eût la rougeole et peu de temps après la coqueluche. Depuis l'enfant a toujours été d'une santé délicate, et s'enrhumait facilement.

Le 27 mai la petite malade commença à se plaindre des douleurs de tête et de ventre. Pas d'épistaxis. Diarrhée légèrement fétide ; depuis deux jours l'enfant a un peu de délire la nuit, et tousse un peu dans la journée.

Etat actuel. — L'enfant est dans un état demi-comateux. Elle pousse des cris presque continuellement, et vomit assez rarement.

Les membres supérieurs sont légèrement contracturés, à l'auscultation on constate une broncho-pneumonie du côté droit, avec souffle, timbre pleurétique à la base. Vers le 11 juin la diarrhée persiste ; les selles sont très fétides. L'abattement est complet. Aux questions qu'on lui pose la petite malade ne répond que par un cri plaintif.

Langue blanchâtre, humide.

Pouls régulier.

Cet état se continue jusqu'au 15 juin, quand la diarrhée devient très abondante ; il y a en même temps de l'*incontinence d'urine et des matières fécales.*

L'enfant *parle constamment* ; elle repète d'une manière assez intelligible tout ce qu'on dit autour d'elle.

Ces phénomènes vont en décroissant jusqu'au 25 juin, lorsque l'enfant, à côté de sa loquacité déjà mentionnée, présente une irritabilité toute particulière qui se traduit par des cris à propos de rien.

Il y a en même temps une légère *inégalité pupillaire.* Sa physionomie est assez éveillée ; l'enfant comprend ce qu'on lui dit.

Le 30 juin la petite malade se plaint constamment de la tête ; elle a en même temps quelques grincements de dents. Incontinence d'urine et des matières fécales. Pas de vomissements. Diarrhée abondante.

Le 2 juillet. — Eschare au sacrum. Petites contractions irrégulières des muscles de la face. Tremblement fibrillaire de la langue. Grincement de dents.

8 juillet. — Petites ulcérations de la peau disséminées le long du sacrum. Le grincement de dents persiste. La parole devient de plus en plus inintelligible.

Des abcès cutanés multiples apparaissent sur le tronc et les membres. Dans les jours suivants il y a du délire, l'enfant gémit. Cet état dure jusqu'au 28 août lorsqu'un mieux sensible se fait dans l'état de la petite malade, au point que le 21 septembre l'enfant part en convalescence, pour revenir complètement rétablie.

Le début dans cette observation était bien celui d'une fièvre typhoïde; mais c'est au commencement du second septenaire que les choses commencent à prendre une nouvelle tournure. L'enfant a mal à la tête, et délire constamment; elle répète d'une manière assez intelligible tout ce qu'on dit autour d'elle. (Echolalie) ; un ou deux jours après, l'enfant devient irritable, pousse des cris à propos de rien, et présente une légère inégalité pupillaire. Cet état se complique ultérieurement d'une incontinence d'urine et de matières fécales.

Il y a une eschare aiguë du sacrum; la face est continuellement agitée de petites contractions musculaires qui lui donnent parfois une expression assez bizarre. La langue est en proie à des tremblements fibrillaires, l'enfant grince des dents.

Mais d'autre part l'enfant ne vomissait pas, et n'était pas couché dans le décubitus latéral en chien de fusil. La diarrhée était abondante, la rate grosse, le ventre météorisé,

Ces symptômes plaidèrent en faveur d'une fièvre typhoïde, à forme cérébrale. Or ce diagnostic se trouva confirmé par la suite. L'enfant ne tarda pas à entrer en convalescence et deux mois après, malgré des complications suppuratives, la guérison était complète, absolue.

A aucun moment de son affection l'enfant n'avait présenté d'irrégularité ou une diminution de la fréquence du pouls. Ce fait nous semble d'une importance capitale ; nous y reviendrons d'ailleurs.

OBSERVATION IV (*personnelle*).

Fièvre typhoïde à forme pseudo-méningitique. Guérison.

La nommée Augustine Marin, âgée de 9 ans, entrée le 1er juillet 1889, salle Gillette, lit n° 1.

Grand-père mort à l'âge de 67 ans, alcoolique.

Grand' mère, 67 ans, bonne santé.

Mère, 27 ans, lupus de la face à la suite duquel elle est devenue aveugle ; hémiplégie gauche, la face est atteinte du même côté. Tousse beaucoup.

Père, 30 ans, bonne santé.

La mère a eu 7 enfants ; le premier enfant est notre malade. Deuxième enfant, garçon, mort à l'âge de six mois de convulsions.

Troisième enfant : fille morte à l'âge de 1 an.

Quatrième enfant : garçon mort à l'âge de 12 mois.

Cinquième enfant : fille morte de croup. A subi la trachéotomie.

Sixième enfant : garçon âgé de deux mois et demi, a une maladie de peau.

Bonne dentition. Pas de convulsions. Pas de coqueluche, pas de scarlatine ; a eu la rougeole. Pas de fièvre typhoïde.

Notre malade a eu la gourme, soignée dans un hôpital.

Depuis un an, elle perd ses forces et a beaucoup maigri ; se nourrit très mal. La maladie actuelle a débuté il y a trois jours (le 28 juin); par des frissons, de la fièvre et de maux de tête.

Vomissements bilieux deux à trois fois par jour. Constipation. Pas de rétention d'urine. Garde le lit depuis trois jours.

La malade a eu de tout temps des maux de tête intenses, qui, au dire du père, la rendait comme folle.

Depuis un ou deux mois, la paupière supérieure gauche est paralysée ; l'enfant ne peut pas la relever.

1er juillet, soir. — Céphalalgie très intense. Pas de vomissements. La paupière supérieure est toujours paralysée; décubitus dorsal. Rien dans les poumons. Rien au cœur. Ventre normal, ni rétracté, ni ballonné. Pas de signes de vraie méningite. La malade pleurniche et pousse quelques cris assez brefs. La nuit a été bonne.

2 juillet. — La malade n'a plus mal à la tête; elle a l'air grognon et pleure sans motif.

Décubitus dorsal. Chute de la paupière supérieure gauche.

Pas d'inégalité pupillaire; pas de strabisme; pas de déviation de la face ; aucune paralysie des muscles. Ventre rétracté. Pas de tache méningitique.

Température du matin, 37°4. Pouls 120. Température du soir, 37°2, pouls 110.

Rien au cœur ni aux poumons.

Ce matin, calomel, 0,20 centig.

L'enfant a eu une selle sous l'influence du calomel.

Ce soir, la malade paraît mieux; elle n'a plus de douleur de tête. Plus de vomissements. A l'air moins abattue.

La chute de la paupière gauche est moins accentuée. La constipation persiste, mais plus légère, et ne résiste pas aux lavements glycerinés.

3 juillet. — Matin, température 37°. Pouls 110. Soir, température, 37°1. Pouls, 118.

Etat stationnaire. Tendance cependant vers une amélioration sensible.

La céphalalgie a complètement disparu.

4 juillet. — Le matin, température 37°1, pouls 100 ; l'enfant a bien dormi. Le soir, température 37°2, pouls 116.

L'enfant a bien dormi.

Etat très satisfaisant.

L'appétit est revenu.

5 juillet. — L'amélioration est de plus en plus grande. Tous les phénomènes du début s'étant aujourd'hui absolument amendés.

L'enfant n'est plus triste : ne pleure plus ; n'a plus l'air grognon. Il n'a plus de constipation.

L'enfant a complètement guéri et est sortie le 1er août.

OBSERVATION V

(Chedevergne, thèse, 18).

Fièvre typhoïde avec prédominance cérébrale. Somnolence, stupeur, lenteur, puis abolition de l'intelligence, le délire alterne avec le coma ; cris hydrencéphaliques ; pouls lent et irrégulier ; deux épistaxis tardives ; constipation après diarrhée légère ; douleur abdominale vive ; météorisme. Sulfate de quinine, toniques. Alimentation. Guérison. Durée : 30 jours.

Rodes (Joannès), 10 ans, entré le 29 novembre 1863 à l'hôpital des enfants, salle Saint-Jean, n° 20. Cet enfant est malade depuis trois ou quatre jours ; il est alité depuis deux jours seulement ; physionomie hébétée ; stupeur ; regard fixe ; il faut le secouer fortement pour le faire répondre aux questions qu'on lui adresse, quoiqu'il ne soit pas dans le coma. Il accuse alors de la céphalalgie frontale, et une douleur abdominale très vive, provoquée par la pression dans la fosse iliaque droite. Il a une diarrhée abondante, la langue sèche et croûteuse; les dents recouvertes de fuliginosités, et les narines pulvérulentes; on trouve des râles sibilants et muqueux très abondants dans les deux poumons. — Sous-nitrate de bismuth, bouillon.

Le 1er décembre, *idem*. Prostration. Somnolence continue.

Le 2. — L'enfant a eu du délire la nuit passée; état de stupeur de plus en plus prononcé; douleur abdominale toujours vive à la pression; météorisme. Pouls à 100°. Bouillon.

Le 3. — Même état; la diarrhée est moins abondante que précédemment.

Le 5. — Mieux apparent ce matin. Moins d'hébétude et de stupeur; le malade parle un peu; la douleur abdominale persiste; la diarrhée a cessé.

Le 7. — Le malade se plaint toujours du ventre. Moins de ballonnement; langue humide; râles sibilants et ronflants disséminés dans les deux poumons; pouls 100. Au bouillon on adjoint du lait.

Le 9. — Hier soir l'enfant était dans une prostration profonde et sans intelligence; sa peau était brûlante; ce matin il paraît un peu mieux, sa peau est sèche, mais le pouls bat seulement 100 fois à la minute; la langue est humide. Il a encore été une fois en diarrhée. — Sulfate de quinine 0,10 aujourd'hui et 0,20 demain en poudre. Sous-nitrate de bismuth, eau rougie.

Le 10. — Abattement très marqué le soir; somnolence; cris par instants, sans motifs appréciables; la peau est assez fraîche, mais le pouls, qui ne bat que 100 fois par minute, est très irrégulier. Toutes les 10 ou 15 pulsations, il y a un moment d'arrêt pendant 2 secondes. — Quinine, café.

Le 11. — Le pouls est plus lent; l'intermittence est moins fréquente, elle arrive toutes les 35 pulsations environ; les cris continuent la nuit; stupeur; céphalalgie; douleurs dans le ventre; pas de diarrhée; pas de selles, même depuis deux jours; la langue est humide; on ne trouve rien dans la poitrine. — Lavements émollients, sinapismes.

Le 12. — L'enfant a eu une selle très abondante de matières dures à la suite de son lavement ; il dit qu'il n'a plus guère mal au ventre, il se trouve mieux ; la céphalalgie a disparu ; la langue est humide ; l'intermittence du pouls arrive toutes les trois ou quatre pulsations.

Le 13. — La figure est meilleure ; l'œil est naturel ; la stupeur a disparu ; la somnolence est beaucoup moindre ; il n'y a pas de diarrhée ; aucun râle dans la poitrine ; la langue est bonne ; le pouls est lent, 75, avec des intermittences à 3 ou 4 pulsations d'intervalle.

Le 14. — L'enfant a saigné du nez, il se trouve mieux ; il est bien éveillé et ne conserve qu'un peu d'étonnement dans le regard ; l'intelligence est revenue ; la langue est humide et rosée ; la peau est fraiche, mais le pouls est toujours intermittent ; sa lenteur augmente (60) ; l'haleine est fétide ; quelques râles muqueux dans les poumons. — Bouillon, lait, potage, vin. On continue encore le sulfate de quinine.

Le 15. — La stupeur a reparu avec la pâleur de la face ; le malade répond mal aux questions qu'on lui fait ; l'intermittence persiste toujours égale ; pas de dévoiement. — Suppression du sulfate de quinine ; sirop de quinquina, bordeaux, café.

Le 16. — Epistaxis hier ; l'intelligence est plus éveillée, mais lente encore ; le ventre est douloureux ; pas de diarrhée ; pouls *idem*.

Le 17. — L'enfant a encore ce matin la figure hébétée, cependant il comprend ce qu'on lui dit, mais répond lentement ; langue humide, à peine quelques râles dans la poitrine ; l'intermittence du pouls diminue.

Le 18. — *Idem*, pouls à 70.

Le 19. — Toujours même air ; la langue est bonne ; l'irrégularité du pouls tend à disparaître. Soupe, chocolat, etc.

20. — Le pouls est régulier aujourd'hui ; la peau est fraiche ; il n'y a plus de fièvre. — Une portion.

Le 28. — L'enfant était en pleine convalescence lorsque hier il fut pris de céphalalgie et de fièvre ; il est triste et mélancolique ; il répond lentement aux questions; son pouls est fréquent et petit, cependant la peau est sans chaleur, et l'on ne trouve aucun phénomène morbide dans les différents organes.

Le 29. — Il n'existe plus trace de l'appareil symptomatique observé hier.

Le 31. — L'enfant va très bien, il mange une portion.

Il sort guéri vers le milieu de janvier 1863.

CHAPITRE II

DIAGNOSTIC DIFFÉRENTIEL

Les observations qui précèdent prouvent qu'il est quelquefois difficile de distinguer chez les enfants la fièvre typhoïde de la méningite tuberculeuse. Cependant il serait utile de poser quelques indications qui faciliteront le diagnostic différentiel. Car rien de plus important que de savoir dire à un moment donné que la maladie qu'on est en train d'observer est une fièvre typhoïde et non pas une méningite tuberculeuse.

La forme méningitique de la fièvre typhoïde n'existe qu'à sa période d'Etat. Dans nos cinq observations rien dans le début de l'affection ne rappelait le début de la méningite tuberculeuse. L'enfant, il est vrai était mal en train, avait mal à la tête, et se plaignait d'une fatigue générale : mais bientôt les symptômes inquiétants de la méningite tuberculeuse arrivée à sa période d'état, firent leur apparition. Or ce n'est pas l'habitude clinique de la méningite tuberculeuse. Pendant un temps fort long, deux à trois mois d'après certains auteurs, l'affection méningée n'est pour ainsi dire qu'en prodromes. Ces prodromes présentent de véritables rémissions ; l'enfant se remet à jouer pendant quelque temps, pour retomber à nouveau dans cet état d'apathie et de tristesse si caractéristique de la première période [de la méningite tuberculeuse. Cet état maladif qui se prolonge pendant des semaines, voire même des mois a pour caractère le plus constant un notable amaigrissement. Les changements les plus bizarres peuvent se rencontrer dans le caractère des petits malades. Les doux deviennent violents, les violents deviennent tristes et obéissants, prodiguent leurs caresses, et pleurent facilement sans aucun motif.

Dans nos observations rien de pareil ; les enfants ont des prodromes, mais ceux-ci sont purement gastro-intestinaux, et leur durée est infime lorsqu'on la compare à celle des prodromes méningitiques proprement dits. Dans notre première observation l'affection avait débuté 7 jours avant l'entrée à l'hôpital, par une diarrhée continuelle et un violent mal de tête, la maladie pour arriver à son acmé n'a donc mis qu'un septenaire, c'est ce qui est bien dans les habitudes de la dothiénentérie.

Dans l'observation de M. Ollivier l'enfant est prise presque brusquement de malaise, de courbature, et en 6 jours l'affection évolue au point d'être considérée à l'entrée à l'hôpital comme une méningite tuberculeuse arrivée à sa période d'état.

Dans notre troisième observation l'affection commence par des douleurs de tête et de ventre, accompagnées d'une diarrhée légèrement fétide, trois jours après la malade entre à l'hôpital dans un état demi-comateux.

La malade qui fait le sujet de notre quatrième observation, ne rentre point dans le cadre que nous avons tracé. Il s'agit d'une petite fille, âgée de 9 ans, qui depuis un an dépérissait beaucoup. L'affection pour laquelle elle était entrée à l'hôpital avait débuté trois jours auparavant par de la fièvre, des maux de tête, des vomissements bilieux. En somme comme l'enfant a guéri, le diagnostic de méningite ne pouvait se confirmer ; cependant il est bon de faire certaines réserves au point de vue de l'avenir ; car il se pouvait bien que dans ce cas il ne s'agisse d'une de ces rémissions prolongées de la méningite tuberculeuse, qui trompent si souvent.

Quant à l'enfant de l'observation de Chedevergne, le début encore, a une grande netteté. La maladie ne remontait à l'entrée à l'hôpital, qu'à trois ou quatre jours et l'enfant présentait déjà tous les symptômes d'un état typhoïde grave.

Or ces formes de début n'appartiennent jamais ou presque jamais à la méningite tuberculeuse. On les rencontre en revanche constamment dans la fièvre typhoïde. Il s'agit là d'une véritable incubation, traduite cliniquement par des prodromes qui sont d'une durée d'autant plus courte que le malade est moins apte à lutter contre l'envahissement de l'agent typhique ; chez les enfants les accidents prodromiques se succèdent rapidement ; à peine la fatigue et la courbature ontelles apparu que les phénomènes gastriques se font jour, et que la céphalalgie avec les rêvasseries les suivent de très près. Les symptômes se précipitent donc avec une certaine hâte, qu'on ne rencontre pas dans les prodromes de la méningite tuberculeuse, qu'elle se contente d'aller lentement mais sûrement.

Quand les difficultés seront grandes, et que les médecins hésiteront de se prononcer entre une fièvre typhoïde et une méningite tuberculeuse, la forme du début, sa courte durée, la production rapide des accidents, seront d'un grand secours. Le début prodromique de la méningite tuberculeuse est lent, les accidents se suivent à une certaine distance, et peuvent même disparaître pendant un certain temps ; au contraire dans la fièvre typhoïde chez les enfants les prodromes se suivent rapidement, il n'y a guère de rémission, et la période d'état quelque légère qu'elle soit, fait toujours suite à la période d'incubation.

Quant à la période d'état, la plus difficile dans l'espèce, nous ferons remarquer que, quelle que soit la bénignité d'une dothiénentérie, on y trouvera toujours des symptômes dits nerveux. Le délire est un des phénomènes les plus fréquents de la fièvre typhoïde ; il varie dans son intensité, sa forme, sa durée ; mais lorsqu'il est dû à une hypérémie cérébrale ou cérébro-spinale, il s'accompagne généralement d'une céphalalgie persistante, d'une contracture des muscles du cou, des convulsions cloniques (1); pour peu que la congestion cérébrale augmente, le coma s'en suivra. Ces symptômes indiquent une fièvre typhoïde d'une gravité exceptionnelle, et appartiennent à la forme ataxique de cette pyrexie. Le diagnostic se pose donc entre la forme ataxique de la fièvre typhoïde et la méningite. Chez les enfants ce diagnostic, dit Cazalis, pourra être fait par l'état du poumon. Or autant dans la méningite le poumon est sec, les bruits pulmonaires indiquent une absence complète de sécrétion bronchique, autant est fréquente l'existence de râles nombreux chez les enfants atteints de dothiénentérie ataxique.

1. Cazalis, *De quelques phénomènes congestifs dans la fièvre typhoïde*. Thèse de Paris, 1874.

Dans toutes nos observations des râles disséminés dans toute la poitrine existaient constamment. Même dans le cas de M. Ollivier, d'une interprétation si difficile des râles remplissaient les deux côtés de la poitrine. La bronchite généralisée est donc un précieux symptôme différentiel qui accompagné de certains autres, tranchera le diagnostic dans le sens de la fièvre typhoïde.

D'autre part nous savons que la diarrhée n'est pas constante dans la fièvre typhoïde des enfants ; elle peut être remplacée par une constipation plus ou moins opiniâtre. Au contraire les vomissements existent au début de la pyrexie typhique enfantile, mais ils se prolongent généralement au delà de deux ou trois jours, durée habituelle des vomissements méningitiques. Ceux-ci se font dans la plupart des cas par simple régurgitation, et ne durent que deux ou trois jours.

Le mâchonnement, le grincement des dents (Obs. II, III) allant de pair avec une langue sale, rôtie, fuligineuse, ne sauraient s'appliquer non plus à la méningite tuberculeuse. Quant à l'incontinence d'urine et des matières fécales, elles sont aussi caractéristiques de la forme ataxique de la fièvre typhoïde que de la méningite tuberculeuse.

CHAPITRE III

Dans le chapitre précédent nous avons montré que la forme ataxique de la fièvre typhoïde se confond par ses symptômes avec la méningite tuberculeuse arrivée à sa deuxième ou troisième période. Mais il existe une différence essentielle importante à connaître, que le médecin doit avant tout rechercher. Cette différence consiste dans les modalités de début des deux affections. C'est là un signe précieux, capital dirons-nous, parce que dans un grand nombre de cas il permettra un diagnostic ou du moins une probabilité en faveur de l'une ou de l'autre affection.

Le pouls et la température nous fourniront encore des points de repère d'une très haute importance.

Dans nos observations, ce qui nous frappe, c'est la grande régularité du pouls. A aucun moment nous n'avons pu constater des irrégularités du pouls. La fréquence augmentait en même temps que les autres manifestations morbides s'accentuaient ; le nombre des pulsations fut chez nos enfants de 100 à 120 par minute ; or nous ferons remarquer qu'il s'agit d'enfants chez lesquels le pouls est plus accéléré que chez l'adulte même à l'état normal. Donc même avec une fréquence de 120 pulsations par minute la règle établie par Trousseau, Griésenger, Libermeister se trouve respectée. Il n'y a pas même dans nos cas de rapport entre l'amélioration du pouls et l'élévation thermique. Sont-ce là les caractères du pouls dans la méningite tuberculeuse? Evidemment non. Dans la méningite tuberculeuse, vers le quatrième ou cinquième jour le pouls est ralenti ; il tombe à 60, 50, 40, et en même temps qu'il est rare il devient *inégal* et irrégulier. Le pouls ne s'accélère généralement qu'un, deux ou trois jours avant la mort, et lorsque cette accélération atteint 180 on peut dire que la mort est imminente.

D'autre part les recherches de Boyer et de Quinquaud, démontrèrent nettement que le pouls suit la marche de la température, s'élévant et s'abaissant en même temps qu'elle. Archambault résume ainsi ce parallélisme entre le pouls et la température.

« Le pouls et la température s'élèvent depuis le début jusqu'à la fin de la première période, sans atteindre jamais un chiffre comparable à celui que donnerait une phlegmasie franche ou une pyrexie ; pour descendre au taux de la moyenne physiologique, pendant la phase à laquelle nous convenons de donner le nom de deuxième période. Enfin brusquement et sans transition, à la fin de la maladie, le pouls et la température atteignent un degré d'élévation supérieur de beaucoup à celui du début et de la première période ».

Dans nos observations ce parallélisme entre la température et le pouls n'existe presque pas. Le cas de Chedevergne est plus complexe. Là le pouls est lent en même temps qu'intermittent. Mais la prédominance des phénomènes gastriques fit quand même penser à une fièvre typhoïde.

La marche de la température est encore plus caractéristique. Dans la méningite tuberculeuse la température n'a rien de précis, il est même fort difficile d'avoir une moyenne. Roger insiste sur l'inconstance des observations thermométriques, mais il existe un fait important que nous ne retrouvons dans aucune de nos observations, c'est la diminution considérable de la chaleur à un moment donné ; or celle-ci lorsqu'elle est intermédiaire à deux périodes d'augmentation, est chez les enfants un signe pathognomonique de la phlegmasie des méninges.

Tout le monde connaît les caractères thermiques de la fièvre thyphoïde, les trois périodes d'oscillation ascendantes, stationnaires et descendantes ; les discontinuités dans la marche thermique n'existent que fort rarement dans la fièvre typhoïde. Le stade d'amphybole n'est pas une discontinuité c'est une amplification de la période des oscillations stationnaires. Nos malades n'ont vu leur fièvre baisser que lorsque la pyrexie était à sa fin ou à peu près.

Du côté du tube digestif, nos petits malades ont présenté tantôt de la constipation, tantôt de la diarrhée ; mais presque tous avaient le ventre ballonné, la rate hypertrophiée et la région splénique sensible. Dans la méningite tuberculeuse arrivée à la période des symptômes mentionnés dans nos cas, le ventre est rétracté, la rate peu ou point augmentée de volume, la région splénique indolore. Nous ne parlons pas de l'hyperesthésie cutanée généralisée. C'est là un symptôme commun à un grand nombre d'affections, dont nous ne retiendrons que la granulie, la fièvre typhoïde ataxique, la méningite tuberculeuse.

Quant aux phénomènes cérébraux proprement dits, la différence est difficile à faire entre les deux affections qui nous occupent. Dans les deux maladies, les petits malades sont agités, inquiets; ils rêvassent, leur figure exprime la souffrance; les muscles de la face se contractent plus ou moins rapidement. Enfin, M. Ollivier insiste avec raison sur le décubitus latéral en chien de fusil, et sur l'air bougon de l'enfant; ce sont presque toujours, dit cet éminent maître, des symptômes de méningite tuberculeuse.

Nous avons à dessein omis de parler des taches rosées lenticulaires, de la constitution épidémique, qui, bien entendu, lorsqu'elles existent, faciliteront de beaucoup le diagnostic. Il en est de même des antécédents héréditaires ou personnels qui, dans les maladies de l'enfance, jouent toujours un rôle capital.

Disons cependant que ce sont surtout les petits malades d'un tempérament nerveux ou sanguins qui sont plus disposés à la forme méningée de la dothiénentérie.

Chez un jeune enfant au cours de la dothiénentérie, on peut voir éclater des phénomènes délirants, qui ne relèvent en aucune façon de la présence du bacille d'Eberth sur les méninges et la substance cérébrale. Leur système nerveux d'une excitabilité continue, se laisse influencer par des troubles vaso-moteurs qui chez un adulte n'auraient aucune action: nous voulons parler de ces réflexes abdominaux, dus à la constipation, à la helminthiase, etc. Une autre cause fréquente de délire chez les jeunes fébricitants est la dentition laborieuse.

Rilliet et Barthez ont spécialement insisté sur l'erreur possible de diagnostic entre les accidents que cette dentition laborieuse détermine et ceux de la méningite aiguë. Aussi faudra-t-il faire un examen très attentif de la bouche qui démontrera que les gencives sont enflammées, saillantes et douloureuses au toucher : une salivation abondante existera et de plus il existe toujours une coloration très vive de la joue correspondant au côté de la machoire où les dents poussent le plus activement.

Enfin tous ces phénomènes alarmants cèderont à une scarification de la gencive, à l'administration d'un purgatif et la maladie première sur laquelle est venue se greffer cette cause, bénigne en apparence, de délire suivra son cours.

L'helminthiase, rare dans la première enfance peut amener des accidents identiques. Comme dans ce cas, il s'agit le plus souvent d'*oxyures vermiculaires* un examen attentif de l'anus permettra de voir le corps du délit et d'y apporter une guérison rapide.

Quelques auteurs (Barrier, Bouchut, West), ont décrit sous le nom de pseudo-méningite des affections qui n'ont de rapport avec la dothiénentérie à forme méningée que par certains traits cliniques, mais qui en diffèrent absolument au point de vue de leur nature intime : la pseudo-méningite n'est souvent en effet que le masque d'une affection qui commence, telle que : pneumonie, angine pultacée, rougeole, variole, etc. Alors elle débute par des vomissements alimentaires et bilieux, de la constipation par de violents maux de tête, par de la somnolence, du délire de l'agitation, des soubresauts des membres : bientôt après des convulsions et de la fièvre. Puis les phénomènes cérébraux cessent, la fièvre persiste et le médecin voit apparaître la maladie réelle.

Que dire de la méningite aiguë franche, observée chez les jeunes enfants? Pour tous les auteurs elle est d'une rareté excessive, et encore lorsqu'elle existe elle est presque toujours la conséquence d'une otite propagée.

Mais ici les symptômes seront ceux d'une affection aiguë, à évolution rapide, les convulsions, l'hypéresthésie, les contractures, les vomissements, le strabisme, se succèdront ou coïncideront avec une fièvre des plus intenses, sans cycle déterminé. La mort arrivera d'une façon bien plus rapide et bien plus inopinée que dans la dothiénenterie à forme méningée.

La pneumonie aiguë avec localisation au sommet est assez fréquente chez l'enfant et accompagnée de troubles encephaliques : l'invasion de la pneumonie présente des phénomènes généraux, de la fièvre notamment avec retentissement sur le système nerveux en général, sur l'encéphale en particulier et alors on assiste à l'une de ces formes de pneumonie que Rilliet et Barthez ont si bien décrit sous le nom de pneumonie éclamptique ou méningée. La dernière seule nous intéresse. Dans la pneumonie lobaire à forme méningée, l'aspect de l'enfant est absolument celui des méningitiques. D'abord ce sont les vomissements, la constipation, la céphalalgie, le délire qui dominent la scène. Le ventre est plat ou excavé ; les yeux sont parfois déviés, parfois même le pouls est inégal et ralenti. Or il se trouve que cette forme cérébrale est surtout observée dans les pneumonies du sommet, c'est-à-dire dans les cas où les signes physiques tardent le plus à apparaître de sorte que forcément le diagnostic reste incertain pendant quelques jours. C'est donc la marche des acci-

—

dents et les commémoratifs qui doivent surtout guider le médecin et l'empêcher de croire trop hâtivement à une méningite développée au cours d'une dothiénenterie. On doit être mis sur ses gardes par la brusquerie du début des phénomènes cérébraux. De plus l'accélération de la respiration, le battement des ailes du nez, quelquefois une légère toux attireront l'attention vers le poumon. Alors la netteté des signes physiques, les souffles, les râles crépitants avec souffle tubaire étendu feront adopter le diagnostic de pneumonie franche ou de broncho-pneumonie à foyer lobaire. L'absence des crachats enlève ici un des plus précieux signes pour le diagnostic différentiel, c'est-à-dire à relever du pneumocoque lancéolé de Talamon-Fräenkel.

Disons de plus que dans la pneumonie à forme méningée, l'enfant, au bout de peu de jours tombe dans un état de torpeur avec assoupissement qui peut aller jusqu'à une apparence demi-comateuse, avec immobilité de la face et insensibilité générale.

La description détaillée de quelques maladies, simulant la fièvre typhoïde à forme méningée dont nous avons tracé les principaux traits montre quelles difficultés extrêmes le clinicien rencontre dans ces cas indécis. La présence ou l'absence de taches rosées n'est pas dans l'espèce un signe pathognomique, car des observations d'une authenticité incontestable nous montrent des taches rosées dans la granulie, l'endocardite infectieuse (Louis, Andral, Jaccoud, Colin, etc.) et M. Rendu tout récemment encore dans sa clinique médicale en citait un cas. Aussi presque toujours l'hésitation est permise et si beaucoup de symptômes militent en faveur d'une fièvre typhoïde, il en est un certain nombre qui font pencher la balance du côté de la méningite tuberculeuse (paralysies, contractures, phénomènes oculo-pupillaires.

Chez les enfants, on n'a pas non plus de renseignement si précieux qui peut parfois fournir l'*expectoration*, la présence du bacille de Koch, présence qui serait absolument concluante dans l'hypothèse d'une localisation cérébrale et lmonaire de la tuberculose. Le diagnostic différentiel a non seulement une importance pronostique mais encore parfois prophylactique. Ainsi pour lever toute sorte d'hésitation, on pourra avoir recours à un moyen presque infaillible, la *ponction de la rate*, opération simple, facile à pratiquer et d'une innocuité absolue.

Pour faire cette petite opération il sera toujours nécessaire de prendre les précautions antiseptiques les plus minutieuses, laver au savon puis au sublimé et à l'alcool le point sur lequel portera la ponction. Celle-ci sera faite avec une seringue stérilisée la seringue si facilement stérilisable du professeur *Straus*.

Aussitôt la ponction faite on ensemence les milieux de culture liquides (bouillon phéniqué) ou solides (serum, agar agar, gélatine phéniquée avec le sang extrait).

Les premières cultures transplantées sur la pomme de terre donneront sur ce nouveau milieu le vernis, le glacé que dessinent sur lui les cultures du bacille d'Eberth et de Gaffky.

Rarement l'examen direct au microscope du liquide extrait permettra de reconnaître des bacilles qui morphologiquement ressembleront au bacille typhique, c'est-à-dire un bacille ovoïde, pâlement coloré et mobile, si on a eu soin de ne pas trop dessécher la lamelle. Celle-ci, traitée par la méthode de Gross, en cas de résultat positif sera complètement décolorée. Ce premier examen ne suffira jamais ; il faudra toujours avoir recours au procédé de cultures, suivi même de l'expérimentation.

Sur les plaques d'agar, dès le deuxième jour, les colonies confluentes formeront des lignes continues, si l'ensemencement a été fait par stries. Toutes les colonies apparaissent sous forme de plaques opalines, transparentes, peu colorées, mais ayant plutôt tendance à s'étendre en surface.

Sur gélatine on a des aspects identiques : le bacille ne liquéfie pas ce milieu et y donne des colonies peu étendues légèrement gauffrées.

Dans le bouillon, dès le lendemain, on a un trouble très accentué : il se forme plus tard un dépôt blanchâtre.

Sur les milieux colorés, d'après la méthode de MM. Straus et Gasser, les réactions du bacille typhique sont des plus nettes.

L'examen microscopique du microorganisme contenu dans ces différents milieux n'est pas moins concluant.

Sur gelose et sur bouillon la culture est composé de bacilles de grandeur fort inégale, depuis des bâtonnets presque filamenteux jusqu'à de minces bacilles, en passant par toutes les formes. Le caractère le plus frappant de tous ces bacilles est une extrême mobilité se traduisant par une sorte de mouvement de reptation chez les formes allongées, par un mouvement d'oscillation et même de rotation sur leur grand axe chez les autres.

Sur la pomme de terre les bâtonnets sont plus courts, plus trapus et à peu près tous de même grandeur.

Le produit de ces cultures inoculé aux animaux, les souris blanches principalement, dans la cavité péritonéale, amène la mort en peu d'heures. Le sang, le contenu péritonéal fourniront des cultures pures du bacille typhique.

L'intestin même renferme presque aussi exclusivement le même agent pathologique.

CONCLUSIONS

1° La fièvre typhoïde chez les enfants, lorsqu'elle affecte la forme ataxique, peut simuler et simule quelquefois à s'y méprendre la méningite tuberculeuse ;

2° Dans ces cas, l'enfant présente des symptômes méningitiques, c'est-à-dire des convulsions, du délire, des paralysies oculaires ; mais le trépied symptomatique du début de la méningite est rare à la période initiale de la forme ataxique de la fièvre typhoïde ;

3° Le diagnostic différentiel est quelquefois impossible, presque toujours fort difficile ; cependant, dans la forme ataxique de la fièvre typhoïde infantile :

a) La période prodromique est relativement courte ;

b) L'affection peut s'installer sans prodromes ;

c) La température est plus ou moins franchement continue ; il n'y a pas de ces rémissions absolues entre deux périodes comme dans la méningite tuberculeuse ;

d) Le pouls n'est pas irrégulier, intermittent [1] ; il n'y a de parallélisme, ni relatif ni absolu, entre la fréquence du pouls et la courbe thermique ;

1. L'observation de M. Chedevergne exceptée.

e) Le ventre est balloné ; il n'est presque jamais rétracté en bateau ;

f) L'hypertrophie de la rate est plus constante et plus marquée dans la fièvre typhoïde ;

g) L'air bougon, renfrogné que prennent les enfants atteints de méningite tuberculeuse, existe très rarement dans la fièvre typhoïde ;

4° La forme ataxique de la fièvre typhoïde peut se manifester par le décubitus latéral en chien de fusil, par les contractures irrégulières de la face, l'opisthotonos, de l'hyperesthésie cutanée ;

5° L'étude attentive des symptômes et de la marche de l'affection qu'on observe, permettra, dans la plupart des cas, asseoir le diagnostic ;

6° L'existence de râles disséminés dans toute la poitrine est un symptôme précieux en faveur de la dothiénentérie.

INDEX BIBLIOGRAPHIQUE

Chédevergne. Thèse de Paris, 1864.

Bouchut. De la pseudo-méningite. Paris-Médical, 21 mai 1881.

Bosselut. Contribution à l'étude de la méningite tuberculeuse chez les jeunes enfants âgés de moins de deux ans. Thèse de Paris, 1888.

Murchison. Lancet, 1870. On some of the varieties of typhoid fever.

Redwood. The Lancet, 1868.

Roger. Archives générales de médecine, 1840.

Lombard. Gazette médicale. Paris, 1844.

Limousin. Archives générales de médecine.

Murchison. On the cerebro-spinal symptomes of typhoid fever. The Lancet, 1865, p. 417.

Grisinger. Traité des maladies infectieuses, 1877, p. 872.

Andral. Clinique médicale, t. I, p. 621.

Fritz. Thèse de Paris, 1863.

Hoffmann. Unter über die pathol. anatom. Veranderungen der organe beim abdominal typhus. Leipzig, 1869.

Cazalis. Thèse de Paris, 1874.

Fontagny. Thèse de Paris, 1883.

L. Castelain. Bulletin médical du Nord. Lille 1889, XXVIII, p. 403-420.

Cadet de Gassicourt. Journal des maladies des enfants. Année 1889.

J.-G. Morrill. Enteric fever and tubercular meningitis at the Boston children's hospital. Boston med. and S. Journ. 1889, CXXI, p. 604-625.

Read. Brookyln med. J., 1889, III, p. 598-604.

Donkin. Westminster hospital report. London, 1889, V, p. 44.

Trousseau. Cliniques, tome II.

Rendu. Clinique médicale.

A. Ollivier. Cliniques sur les maladies des enfants, 1889.

Jaccoud. Pathologie interne.

Paris. — Imprimerie des Écoles Henri JOUVE, 15, rue Racine.

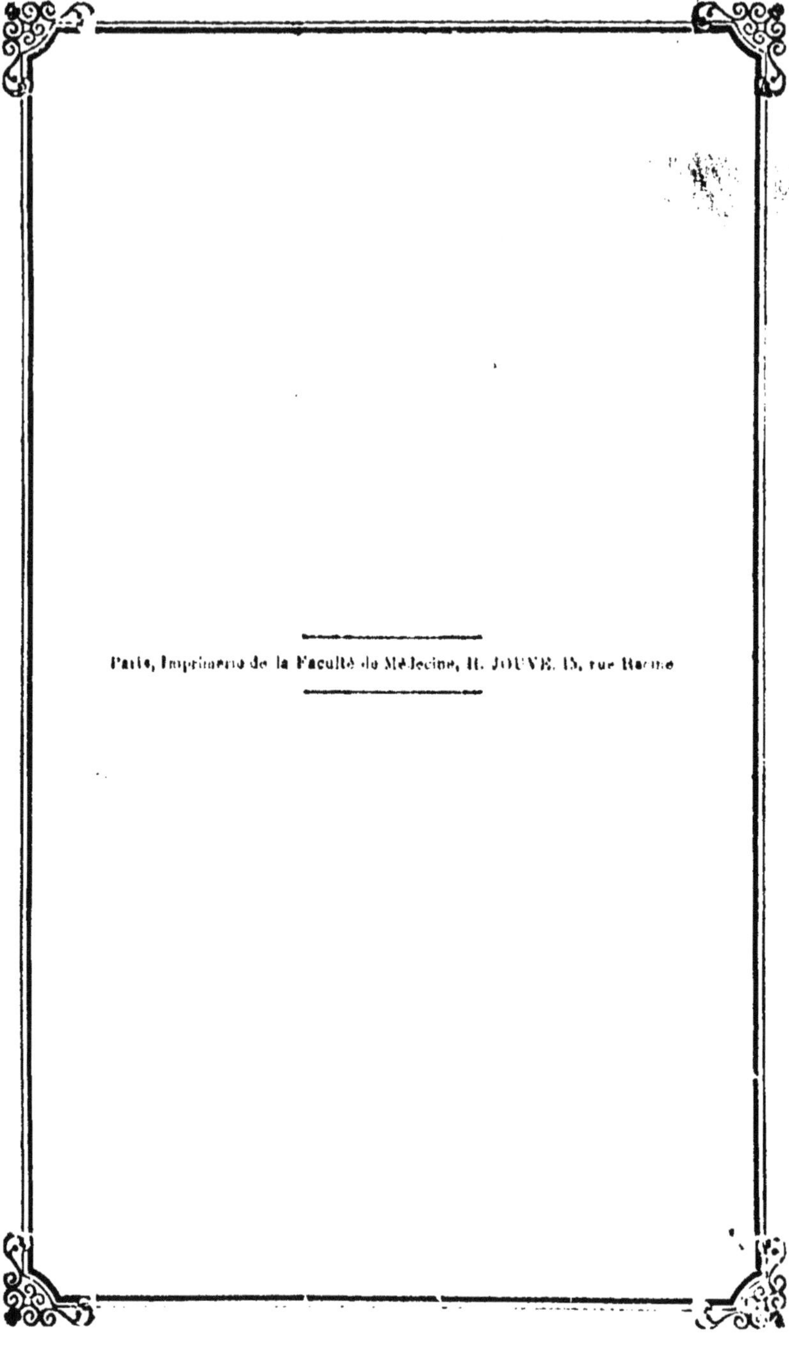

Paris, Imprimerie de la Faculté de Médecine, H. JOUVE, 15, rue Racine

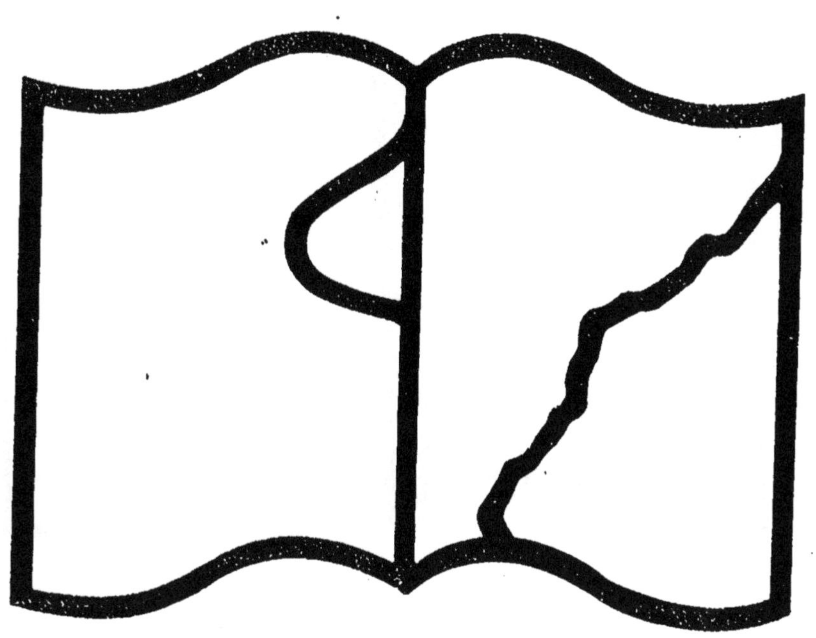

Texte détérioré — reliure défectueuse

NF Z 43-120-11

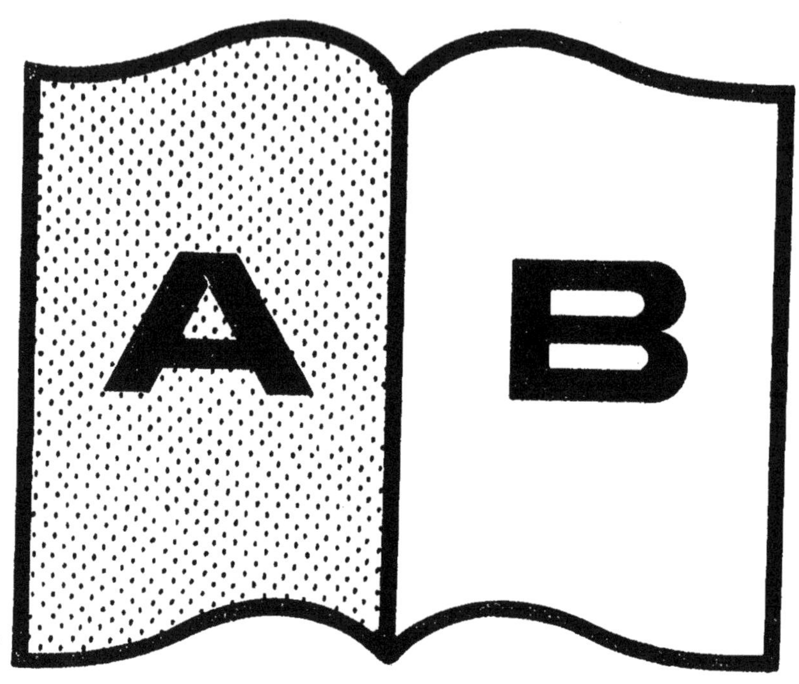

Contraste insuffisant

NF Z 43-120-14

www.ingramcontent.com/pod-product-compliance
Ingram Content Group UK Ltd.
Pitfield, Milton Keynes, MK11 3LW, UK
UKHW022143190726
13855UKWH00003B/1312